T
9

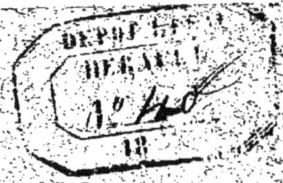

DE L'UTILITÉ

DE

L'HISTOIRE DE LA MÉDECINE

ET DE LA MANIÈRE DE L'ÉCRIRE

LEÇON D'OUVERTURE DE M. LE PROFESSEUR BOYER

(Pathologie externe. Semestre 1884-85)

Recueillie par M. A. DUBOUCHET

~~~~~~~~~~

MONTPELLIER

TYPOGRAPHIE ET LITHOGRAPHIE DE BOEHM ET FILS

ÉDITEURS DU MONTPELLIER MÉDICAL.

1885

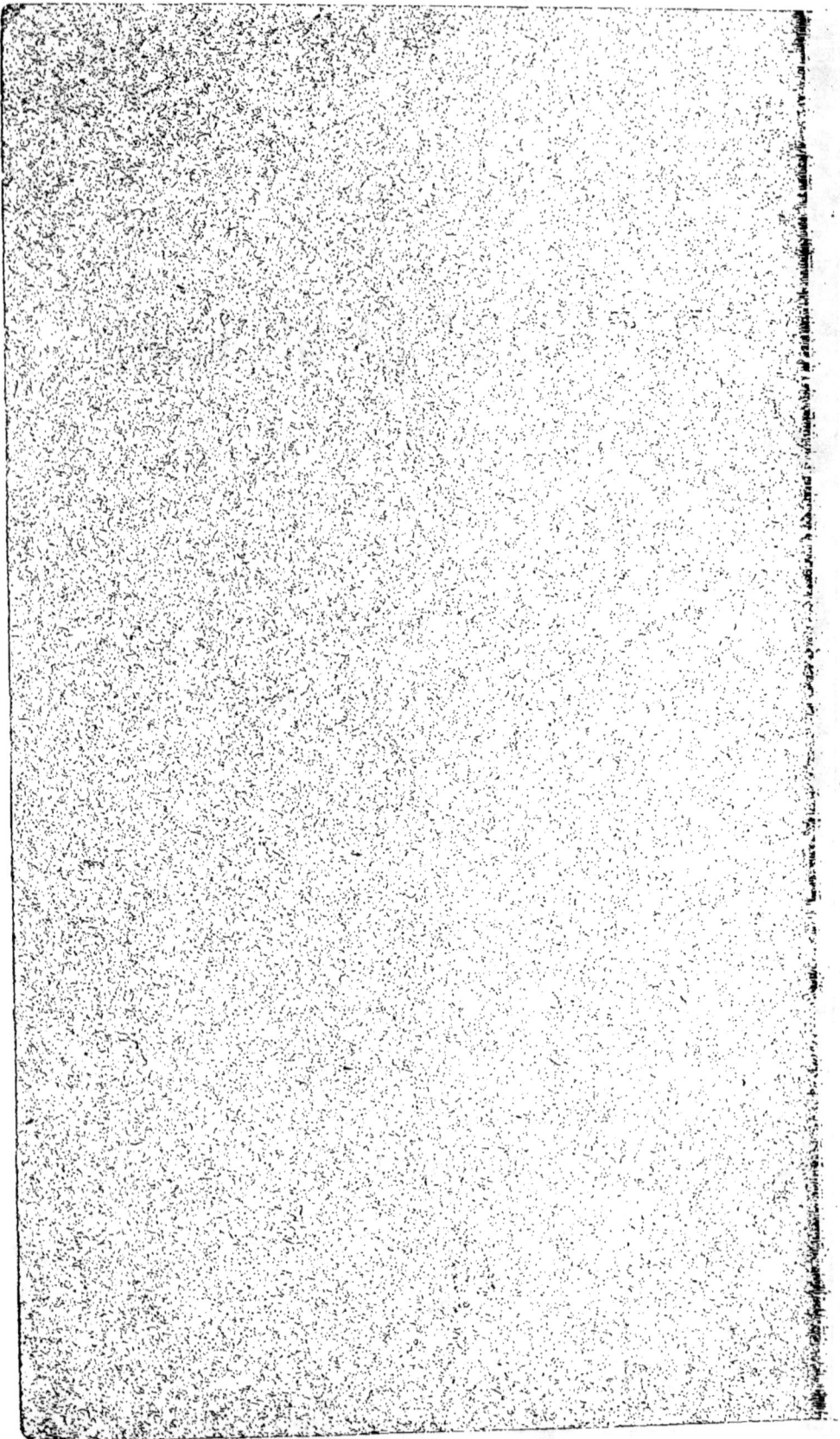

DE L'UTILITÉ DE L'HISTOIRE DE LA MÉDECINE

ET DE LA MANIÈRE DE L'ÉCRIRE

Leçon d'ouverture de M. le Professeur BOYER.

Reproduit par le MONTPELLIER MÉDICAL

(Février 1885.)

Montpellier. — Typogr. BOEHM et FILS.

DE L'UTILITÉ

DE

L'HISTOIRE DE LA MÉDECINE

ET DE LA MANIÈRE DE L'ÉCRIRE

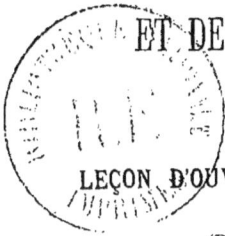

LEÇON D'OUVERTURE DE M. LE PROFESSEUR BOYER

(Pathologie externe. Semestre 1884-85)

Recueillie par M. A. DUBOUCHET

MONTPELLIER

TYPOGRAPHIE ET LITHOGRAPHIE DE BOEHM ET FILS

ÉDITEURS DU MONTPELLIER MÉDICAL.

—

1885

DE L'UTILITÉ DE L'HISTOIRE DE LA MÉDECINE

ET DE LA MANIÈRE DE L'ÉCRIRE

Leçon d'ouverture de M. le Professeur BOYER.

———————

Chaque Science a besoin de son histoire ; c'est un guide
éclairé qui nous conduit sûrement au milieu des régions souvent inconnues, nous montrant et nous expliquant à chaque pas
les monuments transformés d'un autre âge. Elle nous fait connaître l'évolution et ses progrès, rapproche les opinions diverses
des auteurs, et, après tous les changements survenus dans les
doctrines qu'elle critique sainement, nous conduit à l'époque
actuelle, redressant les erreurs et faisant luire la vérité.

Ce que des hommes éminents ont fait pour la Politique : les Gui-
zot, les Thiers, les Duruy, nul encore ne l'a entrepris pour la Médecine. Sans doute, plusieurs se sont mis à l'œuvre, mais aucun des
ouvrages produits n'a répondu complètement à l'attente du monde
médical ; tous, malgré la supériorité des auteurs, sont insuffisants ;
le but, bien qu'indiqué dans les préfaces, n'a jamais été atteint.

Quesnay, Astruc, Daniel Le Clerc, Lauth, Lassus, Dujardin et
Peyrilhe, sont restés inachevés ; Renouard, Dezeimeris, sont fort
incomplets ; Deschamps est lourd et sans méthode ; Sprengel, sous
une apparence d'érudition, est superficiel et contient beaucoup
d'erreurs[1] ; Freind n'a pas été continué, et Guardia lui-même, qui
a été peut-être trop sévère pour Daremberg, ne nous a donné

———————

[1] Sprengel, du reste, n'avait que 31 ans alors qu'il se mit à écrire son
Histoire : il la fit en trois années, et encore durant ce temps s'occupa-t-il
autant de Botanique que du travail qu'il avait sur le métier. Citons une
erreur parmi beaucoup d'autres : en parlant de Descartes, il dit qu'il se
ressent des doctrines de son maître, le Jésuite *La Flèche*. C'est le singe de
la fable qui prend le Pirée pour un homme.

encore qu'un résumé[1], de sorte que notre bibliothèque historique n'est pas suffisamment riche. C'est que, pour créer une œuvre aussi capitale, il ne faut pas seulement se convaincre de son utilité, mais encore se livrer à de longues et actives recherches, et tous n'ont pas eu la patience de les faire ou les moyens pour y arriver.

On a prétexté la pénurie de documents ; mais il en est partout : consultez les précieuses archives des Facultés de Médecine et des différentes villes [2], vous y trouverez des richesses qui vous émerveilleront ; ne craignez pas de traduire les ouvrages des anciens médecins ni de secouer la poussière des volumineux infolio du moyen-âge ; vous serez largement récompensés de votre peine et de vos labeurs, pour les nombreux filons que vous rencontrerez et que vous pourrez exploiter plus tard.

Que de choses ignorées, relatives non seulement aux époques grecques, romaines ou arabes, mais encore aux xviiie et xixe siècle ! Qui connaît exactement la grande révolution opérée par Lapeyronie et ses élèves ! N'est-ce pas grâce à lui que la Chirurgie échappa « à la barbarie et à la barberie » ; qu'elle ne subit non plus le joug de la Médecine, mais devint son égale? La lutte fut longue et pénible; mais il ne faiblit pas, et, dès 1731, il put établir à Paris une Académie de Chirurgie. Son œuvre féconde fut continuée par Lamartinière, Louis, Morand, Portal, etc. A Montpellier, les Delpech, les Dubrueil, les Estor, les Bouisson, sont des noms que le temps n'effacera pas.

Le véritable historien de la Médecine ne doit jamais perdre de vue qu'il y a dans son art deux parties unies, quoique distinctes : l'une transitoire et caduque, l'autre immuable et permanente ; ce n'est qu'après les avoir comparées et examinées attentivement qu'il pourra, par de sages déductions, porter un jugement certain.

---

[1] Voy. Guardia ; *Hist. de la médecine, d'Hippocrate à Broussais et ses successeurs,* pag. 499 et 500.

[2] Celles du département de l'Hérault et de la commune de Montpellier méritent une mention spéciale. Elles contiennent des documents d'un prix inestimable, non seulement sur le Languedoc, mais encore sur notre ville et nos Écoles. Il peut venir bien des chercheurs avant d'avoir épuisé tous les matériaux qu'ils trouveront.

La première, transitoire et caduque, disions-nous, est celle des systèmes ingénieux mais exclusifs qui passent, font place à d'autres, laissant toutefois quelques documents intéressants pour le perfectionnement de la Science. Ainsi, ceux qui voulurent faire de la Médecine une branche de la Mécanique, de la Chimie ou de la Physique, virent tomber bientôt ce qu'il y avait d'erroné dans leurs doctrines.

Nous pourrions en dire autant de certaines idées actuelles : la théorie des ferments, par exemple, renferme d'importantes vérités, mais il ne faudrait pas pourtant lui laisser absorber toute la Médecine. Du reste, elle n'est pas nouvelle : déjà Galien parle de substances même animées, invisibles, jouant un rôle important dans la production des maladies et dans leur traitement. Cette opinion était acceptée des Arabes, et Gerard de Solo [1], commentateur d'Isaac, nous les fait connaître sous des dénominations différentes, il est vrai, mais dont le fond est le même. Deydier, qui durant la grande peste de 1720 se rendit à Marseille avec Chicoyneau et Pierre Solier, n'a pas méconnu leur existence. A la fois médecin, chirurgien et chimiste, il étudia les êtres microscopiques et s'appliqua à cette partie de la science que l'on appelle aujourd'hui la Chimie biologique. Entre autre écrits, dans un travail *De lue venerea*, qu'il fit soutenir par un de ses disciples, Sicard, il admet l'existence d'un animalcule invisible à l'œil nu, cause de la syphilis, et la transmission de la vérole par le sang ; le bacille, *puisqu'il faut l'appeler par son nom*, passerait, selon lui, dans ce fluide, de là dans les humeurs, et se manifesterait avec des symptômes toujours identiques. Il fit quelques expériences et parvint à inoculer la peste à des animaux ; c'est un des premiers d'ailleurs qui ait fait des injections veineuses [2].

Cette théorie des *microbes-ferments*, quoique aujourd'hui fort en vogue, présente cependant plus d'un côté vulnérable, et elle

---

[1] Voy. Freind, tom. III, pag. 6 ; Schenckius au mot *Isaac* ; Gesner, *Biblioth. Bodleiana Merclin* ; Simler, etc.

[2] Il prenait la bile d'un pestiféré, l'injectait dans les veines d'un animal et voyait se produire chez ce dernier des phénomènes semblables à ceux qu'il observait chez ses malades.

ne peut suffire à elle seule à remplacer toutes les autres doctrines.

La seconde partie de la Médecine à laquelle il faut surtout s'attacher est celle qui reste immuable, s'appuyant sur des observations certaines, sur les principes inébranlables qui s'en déduisent et que rien ne peut détruire : *ære perennius*. On ne niera jamais, par exemple, les heureux effets de la méthode sous-cutanée; personne ne méconnaît les services rendus par l'emploi du quinquina dans les affections paludéennes : ce sont là des choses stables et qui certainement resteront.

On doit donc bien avoir présents à l'esprit ces deux côtés de la Médecine ; mais ce n'est encore pas tout, et celui qui se contenterait simplement d'exposer les diverses doctrines aux différentes époques n'arriverait qu'à des productions imparfaites : c'est qu'il faut être soi-même praticien.

La critique est aisée et l'art est difficile ;

aussi l'homme qui aura mis la main à l'œuvre, vivant en même temps de longues années au milieu des livres, désireux de vérifier par lui-même les opinions des auteurs et de les méditer, possédera une sûreté d'appréciation beaucoup plus grande que l'érudit qui jamais n'aura connu toutes les difficultés à surmonter avant d'arriver à un résultat dont la pratique lui aura confirmé la nécessité par la réussite.

Mais si l'étude des livres est d'une grande ressource pour celui qui veut se livrer aux recherches historiques, les voyages ne le sont pas moins. C'est en parcourant les Écoles étrangères, en vivant avec les savants qui y professent, en consultant les archives, que l'on connaît les traditions qui se perpétuent depuis des siècles, malgré les changements exigés par les découvertes successives. Donc, désormais muni des connaissances nécessaires, l'historien devra se mettre à l'œuvre pour livrer à ses lecteurs un ouvrage où l'intérêt se mêlera à la clarté d'exposition et à la justesse des appréciations. Mais comment y arriver ?

Parmi les méthodes utiles qui se présentent pour écrire cette histoire, il en est une, dont se servit Malgaigne dans sa Préface aux OEuvres d'Ambroise Paré : elle choisit un homme supérieur comme centre d'une période et groupe autour de lui tout ce qui a été fait alors ; elle a sans doute ses avantages ; mais les rapprochements sont souvent difficiles, et elle manque parfois d'unité. On peut la rendre plus large en s'attachant, non plus à un homme, mais à une grande École tout entière. Il faut approfondir son enseignement, analyser ses travaux, les comparer avec ceux des autres Écoles, et présenter, dans une unité harmonieuse, la Science sous forme d'un vaste panorama. Or, parmi les Universités importantes sur lesquelles on peut arrêter son choix, celle de Montpellier a été placée par beaucoup d'auteurs en première ligne, se recommandant par son ancienneté, par les hommes supérieurs qu'elle a produits, par ses institutions remarquables et par l'influence qu'elle a constamment exercée depuis son origine jusqu'à nos jours.

Vous connaissez tous, Messieurs, l'allégorie poétique du *Navicula Solis*, sous laquelle on représentait Montpellier : elle est aussi belle que vraie. C'est un vaisseau portant la lumière, guidé par Apollon et les neuf Muses, symbole de l'Universalité de notre Science et de l'harmonie de ses diverses parties. Il se transporte dans tous les centres de civilisation, recueille les éléments de progrès qu'il rencontre, et dépose tout ce qu'il a pu rassembler ailleurs. C'est là une image fidèle que j'ai dû vous rappeler en passant ; c'est le symbole vrai du traditionalisme, largement progressif, qui caractérise les Écoles hippocratiques, et qui, chez nous, s'est toujours accentué avec plus de constance et de splendeur. On s'est élevé quelquefois contre cette réputation méritée[1], mais les docteurs régents de la Capitale n'empêchèrent pas nos doctrines de jeter, même dans des moments difficiles, comme l'a dit Pariset, « un éclat qui se réfléchissait sur l'Europe et éclipsait toutes les Écoles du monde entier ».

Embrassez d'un regard les diverses branches de notre enseignement, et dans toutes vous verrez ici des hommes dont le

---

[1] Au xviie siècle, par exemple, le procès de Théophraste Renaudot fit grand bruit ; il y eut alors entre des médecins de Paris et de Montpellier un échange de pamphlets aussi intéressants que curieux.

souvenir s'est transmis de génération en génération comme une preuve d'une valeur incontestable.

La Chimie a eu parmi nous ses premiers promoteurs. N'est-ce pas Arnaud de Villeneuve, ce médecin des rois et des papes, qui, dès le xiie siècle, perfectionna l'art de la distillation [1] et montra qu'à l'aide du feu on peut analyser les corps composés et les éléments qui les constituent ? C'est lui qui, le premier, donna un caractère régulier à l'Alchimie et commença à en faire sortir la chimie véritable. C'est lui, et non Paracelse, comme on l'admet généralement, qui la modifia et la transporta largement dans le domaine de la Médecine. L'emploi rationnel du feu dans les sciences et dans les arts lui révéla bien des mystères. Il ouvrit une voie nouvelle aux alchimistes de l'époque, et le travail d'élaboration était déjà presque achevé quand parut Paracelse ; la réforme attribuée à ce dernier appartient donc, dans une grande partie, au professeur de Montpellier [2]. C'est une remarque qu'a déjà faite Pinel, et c'est une vérité que nous devions faire ressortir. Un sentiment d'orgueil, plutôt que de vrai dévouement à la science, poussa le médecin de Bâle à brûler sur la place publique les livres de Galien et d'Avicenne. Pensait-il, par là, diminuer leur gloire et s'attribuer la plupart des services qu'ils avaient réellement rendus ?

L'impulsion donnée par Arnaud se fit sentir de plus en plus, les recherches se multiplièrent, la Chimie se constitua peu à peu; dès 1673, Louis XIV créa à Montpellier une charge de Démonstrateur de chimie, donnée à Jean Matte, dit *la Faveur* ; plus tard, une chaire fut fondée et accordée à Fonsorbe.

Depuis, elle a été occupée avec distinction par Venel [3], par

---

[1] On le regarde à tort comme en étant l'inventeur ; les écrits de l'arabe Geber (viiie siècle) font connaître déjà plusieurs appareils distillatoires.

Il ne fut pas seulement alchimiste, il étudia en sage observateur. Il donna la description de certaines maladies des organes génitaux dont les caractères se rapprochent des affections vénériennes, s'appliqua à leur traitement, à celui des fièvres, des hydropisies, etc.

[2] Pour Paracelse, voy. Daremberg, *Histoire des Sciences médicales*, tom. I, pag. 354 et suiv.

[3] Voy. son Éloge, dans Desgenettes, pag. 194 et suiv.

Chaptal, qui le premier comprit tout ce qu'il y avait de profond
et de vrai dans Lavoisier, dont les travaux avaient transformé la
Chimie en la mettant sur le vrai chemin. Chaptal créa d'abord la
Chimie industrielle et agricole, fonda à Montpellier le premier
établissement où se faisaient les préparations les plus délicates,
les plus utiles et les plus importantes ; il en établit un autre à
Paris sur de plus vastes proportions, et imprima à cette branche
des sciences une impulsion qui a été le point de départ de tout
ce qui a été opéré de plus grand sous ce rapport dans les diverses
parties du monde civilisé. Ministre de l'Intérieur pendant dix ans,
de 1804 à 1814, il ne cessa jamais d'être en même temps chimiste et homme d'État ; lorsqu'il sortit du ministère, il continua
d'être l'un des membres les plus actifs de cette fameuse Société
d'Arcueil, d'où sont sorties tant d'illustrations et à laquelle les savants les plus éminents voulaient appartenir. S'il revenait aujour-
d'hui, il rendrait certainement hommage à ceux qui lui ont
succédé.

La Physique fut de bonne heure cultivée parmi nous. La Mécanique, la Chaleur, la Lumière, l'Électricité, ont été l'objet de
travaux majeurs et dont la valeur a été appréciée dans des traités
spéciaux ; aussi lorsque, en 1787, l'illustre Humboldt voulut se
livrer à ses grandes recherches sur le galvanisme, il vint ici s'as-
socier à Dumas, professeur de Physiologie, pour déterminer ce
qu'il y avait de fondamental au point de vue de la théorie et de
la pratique dans les découvertes du savant italien.

La Chirurgie n'a-t-elle pas été renouvelée parmi nous ?

Notre Guy de Chauliac passe à juste titre pour en être le père.
« Son livre », dit Astruc, « a été pendant longtemps le seul
ouvrage que les chirurgiens lussent et où ils puisassent les pré-
ceptes de leur art [1] ». Son mérite est attesté, du reste, par ses
commentateurs : *Symphorien Champier* (de Lyon), *Jean Fau-
con, Laurent Joubert*, etc. ; grâce à lui, nous connaissons la

---

[1] Voy. Astruc ; *Mémoires pour servir à l'histoire de la Faculté de
Médecine de Montpellier,* pag. 188.

grande peste qui ravagea l'Europe en 1348, alors qu'il était auprès du pape à Avignon[1]. De nombreux traités de Chirurgie et de Médecine lui ont été attribués par Josias Simber, par Gesner; mais il y a là des discussions dans lesquelles nous ne voulons entrer.

N'oublions pas non plus *Bernard de Gordon*, qui, sur les confins du xiiie et du xive siècle, joua un rôle important dans la révolution d'alors; il fut surtout un grand vulgarisateur; aussi mérite-t-il d'être mentionné. Il avait reconnu l'utilité de la Chimie en médecine : « *Modus chymicus in multis est utilis in Medicina*». Sa *Rosa gallica*[2] mérite encore d'être consultée; Uffenbach, dans une édition devenue rare aujourd'hui[3], a su justement l'apprécier.

Nous pourrions citer un nombre très considérable d'hommes éminents qui cultivèrent la Chirurgie jusqu'à Lapeyronie et ses disciples. Ces derniers, malgré les ordonnances de 1795, reconnurent les services que leurs travaux devaient rendre à la société; ils se répandirent partout, portant la science et la santé avec eux. *Scarpa* en Italie, *Hunter* en Angleterre, *Richter* en Allemagne, *Calisen* en Danemark, continuèrent avec zèle l'œuvre du Maître.

A côté de l'École de Chirurgie, plaçons celle d'Obstétrique. L'influence de *Solayrès de Raynac*[4] et de ses Maîtres de Montpellier a été longtemps méconnue. De nos jours, Siebold et Nægelé l'ont tirée un peu de l'oubli dans lequel on l'avait laissée jusqu'à nous. Mais l'ingratitude n'a pas place dans tous les cœurs, et déjà son élève Baudelocque avait su lui rendre justice, car : « s'il avait vécu, disait-il, je n'aurais qu'un rôle tout à fait secondaire ». En effet, il avait marqué les présentations, les positions; il avait expliqué le mécanisme de l'accouchement naturel

---

1 Guy de Chauliac était du diocèse de Mende ; il fit ses études médicales à Toulouse, à Montpellier, à Bologne, à Paris et à Lyon : il fut le médecin de Clément VI, d'Innocent VI et d'Urbain V.

Voy. Malgaigne; *OEuvres de Paré*, Introduction, pag. 58, et *Dictionnaire encycl. des Sciences méd.*, article *Histoire de la Chirurgie*. L. Boyer.

2 Deux de ses élèves imitèrent ce travail et firent la *Rosa anglica*.

3 Cet ouvrage se trouve pourtant dans notre bibliothèque de la Faculté.

4 Voy. Dechambre, tom. X, pag. 201, et l'article *Forceps*.

et les modes d'action à employer dans les cas difficiles ou anormaux.

Notre École vit encore naître la Médecine légale avec *Lafosse*, qui publia plusieurs Mémoires de mérite. Mentionnons, entre autres, celui qu'il consacra à la défense du malheureux Calas ; Voltaire s'en empara et s'en servit pour réhabiliter cet homme de bien condamné par les tribunaux.

Les naturalistes sortis de notre École mériteraient une étude très étendue. Rondellet est un des premiers qui, dans un genre encore mal étudié, a donné un ouvrage vraiment méthodique et fort remarquable pour son temps. Il devança Salviani et Belon, ses contemporains, et ses émules. Son *Histoire des Poissons* est un travail d'une valeur supérieure ; on y trouve les preuves d'un savoir aussi profond que varié. Il avait parcouru la Belgique, l'Italie, les diverses provinces de France, recueillant partout des matériaux et des documents : il les mit en ordre à Montpellier, s'aidant des conseils de Guillaume Pélissier, et de l'utile concours de son élève, Laurent Joubert. Rondellet ne cultiva pas seulement la Zoologie, son attention se porta également sur la Botanique. Ses élèves lui forment une couronne glorieuse ; nous en nommerons quelques-uns : Plater[1], Lobel[2], Dalechamps[3], Lescluze[4],

[1] F. Plater naquit à Bâle en 1536, vint étudier à Montpellier, retourna en Suisse ; fut fait professeur dans sa ville natale en 1560 et mourut en 1614. Ses *Tables anatomiques*, qui sont fort étendues, ont été imprimées à Bâle en 1583 et en 1603, in-fol. — Il fonda un jardin botanique important. On a de lui des Mémoires pleins d'intérêt, qui, je crois, vont être édités. — Il y eut plusieurs Plater. Voy. Astruc, pag. 344.

[2] Lobel naquit à Lille en 1538, étudia à Montpellier (1565-1569) et devint médecin de Guillaume, prince d'Orange, et du roi Jacques Ier. On possède de lui trois ouvrages remarquables ; 1º *Histoire des plantes*, in-fol.; 2º *Remarques sur la Pharmaceutique de Rondelet*, in-fol.; 3º *Traité de Baumes*, in 4º. le tout en latin.

[3] Dalechamp, né à Bayeux, fut l'élève de Rondelet ; docteur de Montpellier (1547), il donna en vingt-huit livres la description générale des plantes (Lyon, 1585, in-fol.). Ses autres travaux sont moins importants.

[4] Lescluze, ou mieux Lecluse (Clusius) était d'Arras; avant d'être docteur de notre École, il avait parcouru les Universités de Marburg, de Vittemberg, de Strasbourg de Gand et de Louvain. Il quitta notre ville vers 1549 pour gagner les Pays-Bas, voyagea en Allemagne, en France, en Portugal, en Espagne, en Angleterre, pour satisfaire la passion qu'il avait pour la

Bauhin [1], tous ceux enfin que Linné a appelés les Pères de la Botanique [2]. C'était un génie entreprenant et résolu: avec Schyron [3], Saporta [4], Bocaud [5], il fit construire un amphithéâtre où il enseignait l'Anatomie. Il poussait le zèle à l'excès ; pour braver les préjugés, il ne craignit pas de disséquer son jeune fils et de léguer son propre cadavre à son ami Fontanon [6] pour faire des re-

---

botanique. Maximilien et Rodolphe II l'appelèrent à leur cour, mais il ne put y rester ; il se retira bientôt à Francfort, et de là à Leyde, où il enseigna pendant seize ans. Son ouvrage le plus estimé a pour titre : *Exoticorum, libri X*, in-fol.

[1] Les deux Bauhin, Jean et Gaspar, étudièrent, comme leur père, à Montpellier. Ils se rendirent célèbres comme botanistes ; le premier, médecin du duc de Wurtemberg, composa divers ouvrages sur l'histoire naturelle ; le second professa à l'École de Bâle et mourut en 1623 âgé de 63 ans. « Le Πίναξ, *Theatri Botanici, sive index in Theophrasti, Dioscoridis, Plinii et Botanicorum, qui à sæculo scripserunt, Opera*, est, dit Astruc, extrêmement estimé par les botanistes, et ils le regardent comme un livre classique. »

La famille était originaire d'Amiens, le père Jehan y exerçait la chirurgie au XVIe siècle ; il embrassa la Réforme et fut forcé d'aller habiter Bâle, où il mourut en 1582 à l'âge de 71 ans.

[2] Voy. *Rondelet et ses disciples*, par M. Planchon, (*Montp. méd.*).

De tous temps les naturalistes ont brillé ici : de la fin du XVIIIe siècle et du commencement du XIXe, on peut citer Riche, Olivier, Bruguière, La Billardière, de Candolle, Dunal, Broussonnet, Draparnaud, que des maîtres comme Cuvier et Auguste Saint-Hilaire surent justement apprécier dans des éloges remarquables.

[3] Schyron, ou mieux Scurron, comme il signe lui-même, docteur en 1520, professeur la même année, présida au baccalauréat de Rabelais (1530). Il fut choisi chancelier de la Faculté en 1539 ; il était médecin d'Henri d'Albret et de Marguerite d'Angoulême.

On a de lui : *Methodi medendi, seu Institutionis Medicinæ faciendæ unâ cum Tractatu de curatione febrium putridarum, libri quatuor*, in-16. Imprimé à Lyon chez Chouet en 1609. A la fin se trouve un traité des médicaments : *Tractatus de Medicamentis tum simplicibus, tum compositis in plures classes, digestis*.

[4] Il a laissé un traité des Tumeurs : *De Tumoribus præter naturam, libri V*. Voy. Astruc, pag. 242.

[5] Né vers 1505, docteur en 1540, professeur royal en 1544, à la mort de Fontanon, Jean Bocaud a fait un travail presque introuvable aujourd'hui : *Tabulæ curationum et indicationum ; ex prolixâ Galeni methodo in summa rerum capita contractæ*.

[6] La condition était que Fontanon ait aussi à léguer ses derniers restes à un docteur de la Faculté. On a de ce professeur : *De morborum interno-*

cherches anatomiques, désireux de se rendre utile à la Science même après sa mort. Les sujets destinés aux amphithéâtres étaient rares à cette époque ; malgré l'édit royal de la fin du xvᵉ siècle accordant les cadavres des suppliciés, maîtres et élèves étaient peu satisfaits ; aussi, pour avoir des moyens d'études, ils allaient jusqu'à fouiller les cimetières. Écoutez plutôt ce que dit lui-même Félix Plater dans ses Mémoires : « Avant tout, je désirois connoître l'Anatomie; je ne manquois donc jamais d'être présent lorsqu'on pratiquoit en cachette l'ouverture d'un cadavre. Dans le commencement, l'opération me parut repoussante ; néanmoins, avec quelques étudians welches, je courus plus d'un risque afin d'obtenir des sujets. De fréquentes dissections avoient lieu chez Gallotus, qui avoit épousé une femme de Montpellier et jouissoit d'une certaine fortune. Il nous convoquoit pour aller en armes hors de la ville déterrer secrètement, dans les cimetières adjacens aux cloîtres, les corps inhumés le jour même ; nous les portions chez lui, où nous procédions à l'autopsie. Certains individus avoient charge de prendre garde aux enterremens et de nous conduire à la fosse.

» Ma première expédition de ce genre date du 11 décembre 1554. La nuit étoit déjà sombre quand Gallotus nous mena hors de la ville au monastère des Augustins. Nous y trouvons un moine aventureux qui s'étoit déguisé et nous prêta son aide. Nous entrons furtivement dans le cloître, où nous restons à boire jusqu'à minuit. Puis, bien armés et observant le plus profond silence, nous nous rendons au cimetière de Saint-Denis. Myconius avait son épée nue comme les Welches leurs rapières. Nous déterrons, en nous aidant seulement des mains, car la terre n'avoit pas eu le temps de s'affermir. Une fois le cadavre à découvert, nous lui passons une corde, et, tirant de toutes nos forces, nous l'amenons en haut ; après l'avoir enveloppé de nos manteaux, nous le portons sur deux bâtons jusqu'à l'entrée de la ville. Il pouvoit être trois heures du matin.

» Nous déposons notre fardeau dans un coin et frappons au

rum curatione, libri tres, chez Frellon, Lyon 1549. — Astruc (pag. 232) fait une double erreur en donnant à cet ouvrage la date de 1550 et en mentionnant quatre livres au lieu de trois.

guichet. Un vieux portier se présente en chemise et ouvre. Nous
le prions de nous donner à boire, prétextant que nous mourions
de soif. Pendant qu'il va chercher du vin, trois d'entre nous
introduisent le cadavre, et s'en vont le porter dans la maison
de Gallotus, qui n'étoit pas fort éloignée. Le portier ne se douta
de rien. Quant aux moines de Saint-Denis, ils se virent obligés
de garder le cimetière, et de leur cloître ils décochoient des traits
d'arbalète sur les étudians qui s'y présentoient.

» Le *theatrum* servoit souvent aux dissections, qui étoient alors
présidées par un professeur ; un barbier manioit le scalpel.
Outre les étudians, l'assistance se composoit de seigneurs et de
bourgeois en grand nombre, de dames aussi, quand même on
disséquoit un homme; beaucoup de moines y venoient également[1]. »

L'amour de l'Anatomie était donc poussé bien loin ; aussi on ne
manquait de donner un grand éclat aux démonstrations publiques ;
les professeurs étaient largement rétribués : un écu d'or, *unum
aureum* ; c'est du moins ce que reçut Rabelais pour une leçon de
ce genre[2]. Ce zèle se continua durant le XVIIe, le XVIIIe et le XIXe siècle; ils sont trop nombreux les noms que j'aurais à vous signaler;
laissez-moi seulement vous citer Portal, Vieussens, Lieutaud.

Voyez maintenant, Messieurs, ce que valent les assertions de
quelques critiques obscurs, qui nous ont accusés de sacrifier la
Médecine à la Métaphysique sans connaître la valeur de ce mot[3].
Nos illustres morts, revivant dans l'influence qu'ils ont exercée
sur leur temps et dans les ouvrages qu'ils nous ont laissés, peu-
vent répondre et défier cette assertion aventurée : bien plus, le
passé doit être pour nous un sûr garant de l'avenir.

---

[1] In *Chroniques du Languedoc*, publiées par M. de la Pijardière, archi-
viste de l'Hérault, tom. I. Nous signalons aux amis de l'histoire médicale
cet excellent recueil, où ils trouveront notamment une intéressante traduc-
tion de l'*Éloge de Montpellier*, par Strobelberger, médecin allemand, élève
aussi de notre École.

[2] Voy. : *Rabelais à la Faculté de Médecine de Montpellier*, par le Dr
R. Gordon. Qu'il nous soit permis, en passant, de remercier notre sympa-
thique bibliothécaire, M. le docteur Gordon, du savant Catalogue qu'il vient
de dresser. Tous les chercheurs lui en sauront gré.

[3] On pourrait leur appliquer ces vers de Boileau :

> Huant la métaphore et la métonymie,
> Grands mots que Pradon croit des termes de chimie.

A quoi donc tiennent ce développement et ce relief de Montpellier? C'est que notre École avait, avant tout, un profond amour
de la sagesse et de la vérité. Elle bâtissait ses doctrines sur des
bases solides ; elle suivait les grands principes éternellement vrais
de Platon et d'Aristote, principes empruntés à Hippocrate.
Bacon n'a pas su rendre justice à ces fondateurs de la haute philosophie.

Le divin vieillard de Cos avait compris la marche que doit
adopter toute science : garder son autonomie, suivre son génie
particulier, emprunter aux diverses sources de savoir ce qui peut
lui être utile en favorisant son extension ; vérifier les enseigne-
ments multiples, se les approprier en les modifiant selon les exi-
gences du temps et des lieux, et les transmettre fidèlement comme
un héritage sacré.

C'est là en effet un des caractères saillants de Montpellier,
et son traditionalisme sage, éclairé, libéral, est sans contredit
la meilleure cause de ses succès prolongés.

Ajoutons à cela sa tendance cosmopolite et sincèrement hos-
pitalière. Ailleurs on s'attachait à mille objets étrangers à la
Médecine ; on soumettait les nouveaux venus à un contrôle ; on
s'appliquait à savoir leur idées en philosophie, en religion; à connaître leurs opinions politiques ; on recherchait leurs antécé-
dents ; ici, rien de tout cela, et le huguenot recevait le même
accueil que le catholique.

Pendant que Charles IX, à Paris, tirait sur ses sujets et sauvait
avec peine son chirurgien Ambroise Paré, Rondellet se rendait
chez le grand-inquisiteur, lui demandait et obtenait grâce pour
les protestants.

En effet, pendant que nos professeurs se montraient libéraux
envers toutes les religions, des agents subalternes exerçaient une
surveillance malveillante sur ceux qui ne professaient pas le catholi-
cisme. On cherchait à connaître leur conduite en dehors de l'École;
on voulait, par exemple, savoir s'ils se conformaient aux règles
du carême ; des infractions étaient regardées comme des crimes.

Ainsi, pour des motifs de ce genre, Lotichius, qui plus tard
se fit remarquer comme poète et comme médecin, fut dénoncé,

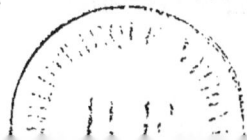

arrêté, jeté en prison, et peut-être eût-il subi un sort plus rigoureux si Rondellet ne fût venu à son secours. Le chancelier plaida la cause de son élève devant l'inquisiteur, lui rappelant ses talents de musicien et de poète, ses relations avec lui dans les réunions qu'il donnait parfois, et finit par obtenir pour son client une heureuse tolérance.

Ce n'est pas à Paris que va se rendre Rabelais, échappé du couvent et désireux de recouvrer sa liberté, mais dans notre bonne ville du Languedoc, où il trouva, comme il le dit lui-même, « joyeuse compaignie ».

Félicitons-nous d'avoir eu parmi nous un homme aussi remarquable que l'auteur de *Pantagruel*, car il ne fut pas seulement un écrivain incomparable, un satirique sans égal, mais encore un excellent médecin ; lisez la lettre merveilleuse de Gargantua à Pantagruel, les chapitres des Debteurs et Emprunteurs, et partout, à côté du moraliste qui veut réformer l'éducation, l'instruction, on voit poindre le sage *Médicin*, qui, pour les changements sociaux qu'il veut obtenir, se sert des exemples empruntés à notre art:

Il avait beaucoup vu, l'enfant de la Devinière : les Couvents, les Universités, les Cours royales et pontificales ; observateur intelligent, il savait les modifications importantes devenues nécessaires. Ses critiques contre les moines n'inquiétaient pas outre mesure le pape, qui n'était pas toujours fâché de voir *Maistre François* signaler avec une verve peut-être trop mordante des abus dont il ne pouvait lui-même se rendre maître et qui se produisaient sous les formes les plus variées. Ses attaques contre les abus du pouvoir s'adressaient moins à la royauté qu'à cette foule de petits grands seigneurs qui, par leurs folles dépenses et les tailles exagérées qu'ils prélevaient, faisaient haïr le trône. François Ier le comprit sans peine ; aussi ne craignit-il pas d'inviter à sa table l'*abstracteur de quinte-essence*, comme le fit plus tard Louis XIV pour Molière. On lui reproche souvent ses expressions trop gauloises; mais il faut se reporter à l'époque pour en trouver la raison; il dissimulait sous des voiles obscènes un profond travail, afin de ne pas faire songer aux vérités sanglantes qu'ils recouvraient.

Un des grands mérites de notre auteur n'est pas seulement
d'avoir osé dire la vérité, mais de l'avoir dite en français ; c'est
un signe de conviction profonde et de large indépendance. Écrire
en latin sa satire était folie : elle n'eût point porté coup. D'autre
part, son livre en français pouvait bien lui octroyer une « cravate
de pendu » ; cependant il n'hésita pas ; la postérité lui a su gré
de son audace [1].

Laurent Joubert suivit dans une autre voie, il est vrai, l'exemple de Rabelais ; il attaqua avec autant de courage que de justesse les préjugés de son temps ; son traité des *Erreurs popu-
laires* sera toujours consulté par tous ceux qui s'occupent des
progrès qui doivent successivement s'accomplir ; à chaque page
on retrouve le cachet d'un génie qui sent la nécessité des modifications devenues urgentes. Dès qu'il parut, cet ouvrage suscita
des haines acharnées ; l'auteur fut vivement attaqué et, sans l'in-
tervention de Marguerite de Valois, eût-il subi de véritables
persécutions.

Cet esprit d'indépendance se communiquait des maîtres aux
élèves ; lisez la dissertation de Hucher sur la liberté d'enseignement dans notre École, et vous verrez que ce que nous avançons
est l'expression de la vérité.

Ce fut là un grand mobile de progrès, car de tous les pays
on voit accourir de nombreux étudiants qui, plus tard, porteront
dans leur patrie, en même temps qu'une science véritable, un
attachement profond à l'École qui les a formés : Plater donne
un grand élan à l'Université de Bâle, et Lescluze à celle de
Leyde, d'où sortira plus tard Boerhaave. Cette puissance d'expan-
sion s'est perpétuée jusqu'à nos jours, témoin les deux grandes
colonies du Brésil et de l'Égypte[2].

---

[1] Il nous eût été loisible de donner sur Rabelais à Montpellier quelques
détails inédits. mais nous voulons laisser à M. Dubouchet le mérite et
l'originalité de ses recherches.

[2] Elle se traduit en même temps pour les journaux importants qu'elle
fonda à Paris :

La *Revue médicale*, créée par F. Bérard, Bouzet, etc., en 1820, vit encore.

La *Gazette de Santé* avait Miquel pour rédacteur ; remplacée par la

Da Silva, Pita, Gomès dos Santos, Ministre de l'Intérieur et plus tard de l'Instruction publique, sont nos élèves. Ils ont puisé ici l'amour de la Science et la Science elle-même ; arrivés dans leurs pays, ils ont voulu développer sur le sol natal les germes qui s'y trouvaient déjà depuis longtemps : vous savez, Messieurs, s'ils ont réussi. Les Universités sont devenues plus nombreuses et plus florissantes, les hôpitaux se sont multipliés et aujourd'hui la civilisation dans le Brésil n'a rien à nous envier.

En Égypte, les succès se sont accrus avec une merveilleuse rapidité, grâce aux institutions de Mehemet-Ali, d'Ibrahim-Pacha, souvent inspirés par Soliman-Pacha, Labat, Clot-Bey, Ali-Bey et leurs imitateurs. Je voudrais bien pouvoir dire toutes les révolutions scientifiques opérées dans cette contrée, les heureux résultats obtenus par d'habiles praticiens, mais nous serions entraînés trop loin ; aussi contentons-nous de signaler les jours de gloire qui se sont levés sur cet antique berceau de la civilisation.

J'avais donc raison, Messieurs, de mettre Montpellier aux premiers rangs et de vous montrer, dans une esquisse trop rapide, le rôle capital qu'elle a joué, de vous nommer quelques-uns des hommes éminents qu'elle a formés, et dont vous serez, je n'en doute point, les dignes successeurs. Aussi pouvons-nous, avec plusieurs de nos historiens, appliquer aux travaux de notre École, ce vers du poète :

« Nec poterit ferrum, nec edax abolere vetustas. »

Gazette médicale de Guérin et le *Bulletin thérapeutique* de M. Miquel.

    Grâce encore à un discours prononcé à Bordeaux par un de nos professeurs, président des jurys médicaux (1853), fut fondée la *Société d'Hydrologie* à Toulouse, Montpellier et Bordeaux. La capitale voulut aussi avoir la sienne, elle réussit sans peine ; et ce Corps savant a rendu, non seulement à l'Hydrologie, mais encore à la Science entière, des services que personne ne peut contester.

    Voy. *Société d'Hydrologie,* tom I. Discours de Durand-Fardel, Melier, Patissier.

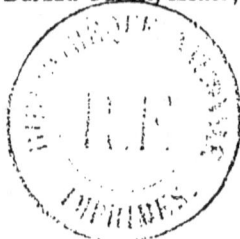